so schön schwanger

KUNSTMANN

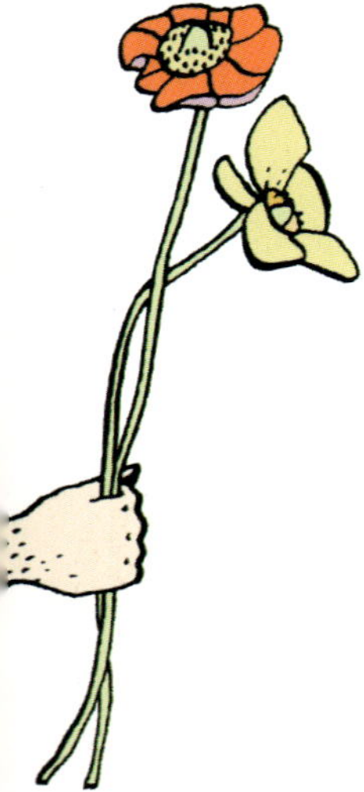

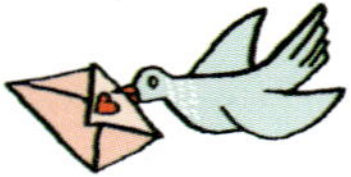

Silke Schmidt
Doris Knecht

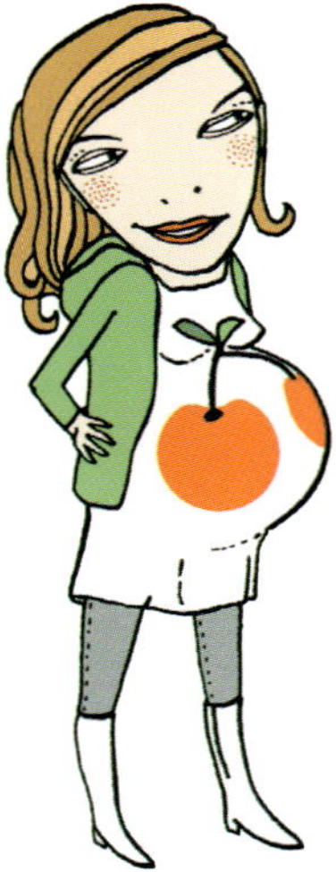

so schön schwanger

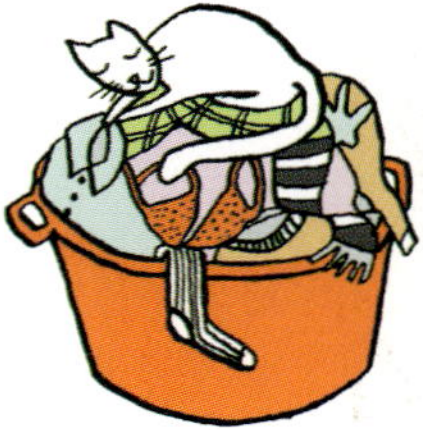

Seien Sie faul!

Schlafen Sie weiter! Augen zu! Träumen! Und danach noch ein Viertelstündchen. Verjagen Sie Menschen, die Sie daran hindern wollen: Prägen Sie sich ein, wie das ist: Schlafen, wann man will. Merken Sie sich unbedingt die negativen Aspekte: War schon auch fad. Die Träume waren nicht immer schön. Wie vom Karibik-Urlaub wird nur Erinnerung bleiben. Anders als beim Karibik-Urlaub bekommen Sie als Ersatz etwas Prächtiges. Und jetzt schlafen Sie noch ein bisschen.

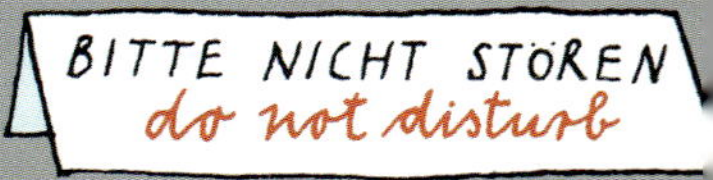

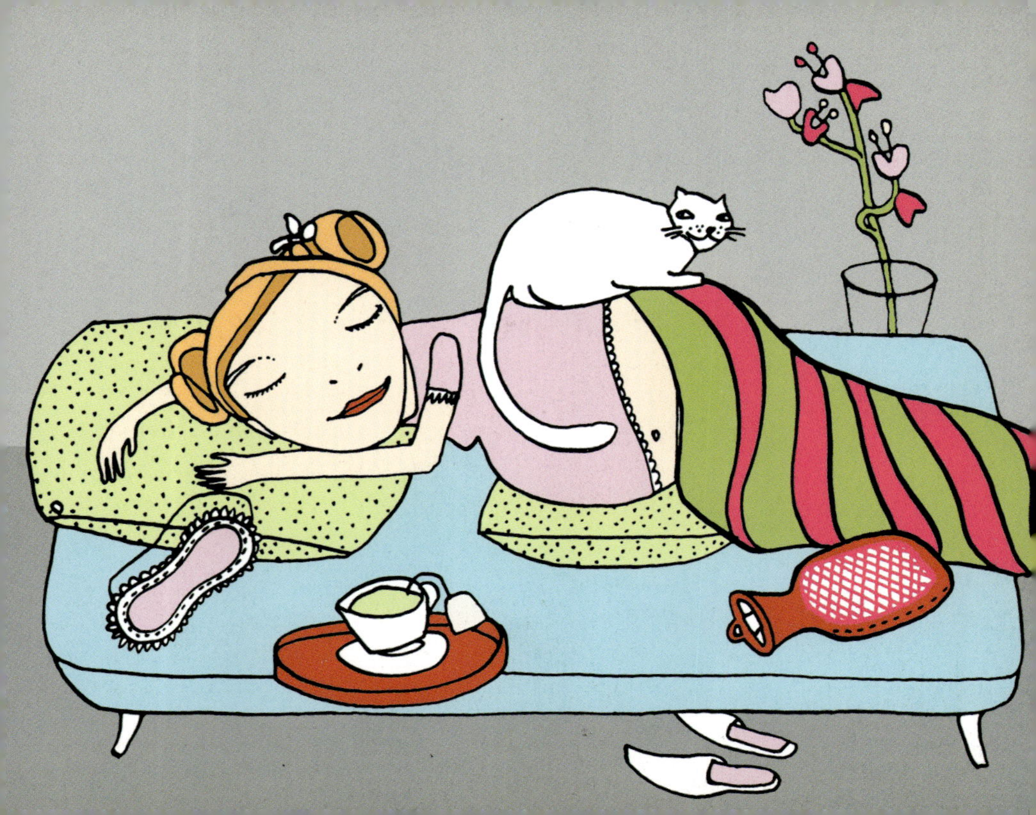

Gehen Sie schön Kaffeetrinken!

Und zwar „schön“ im Sinne von: schöner Tisch, schöner Boden, schöner Frieden. Die da am Nebentisch, die mit dem Baby, das sind nämlich nicht Sie. Ihr Tisch ist nicht von Kuchenbröseln übersät, der Boden darunter steht nicht knöcheltief unter Kakao, die Atmosphäre unmittelbar um Sie herum ist eine der Ruhe und des Friedens. Das Gegreine und Gequengel nebenan? Nicht Ihr Kaffee.

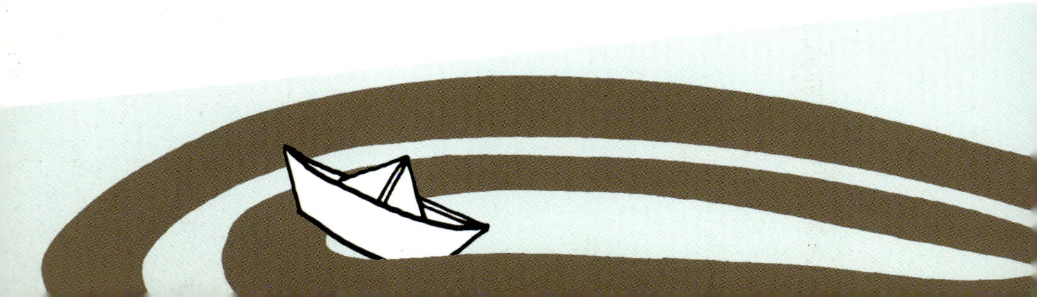

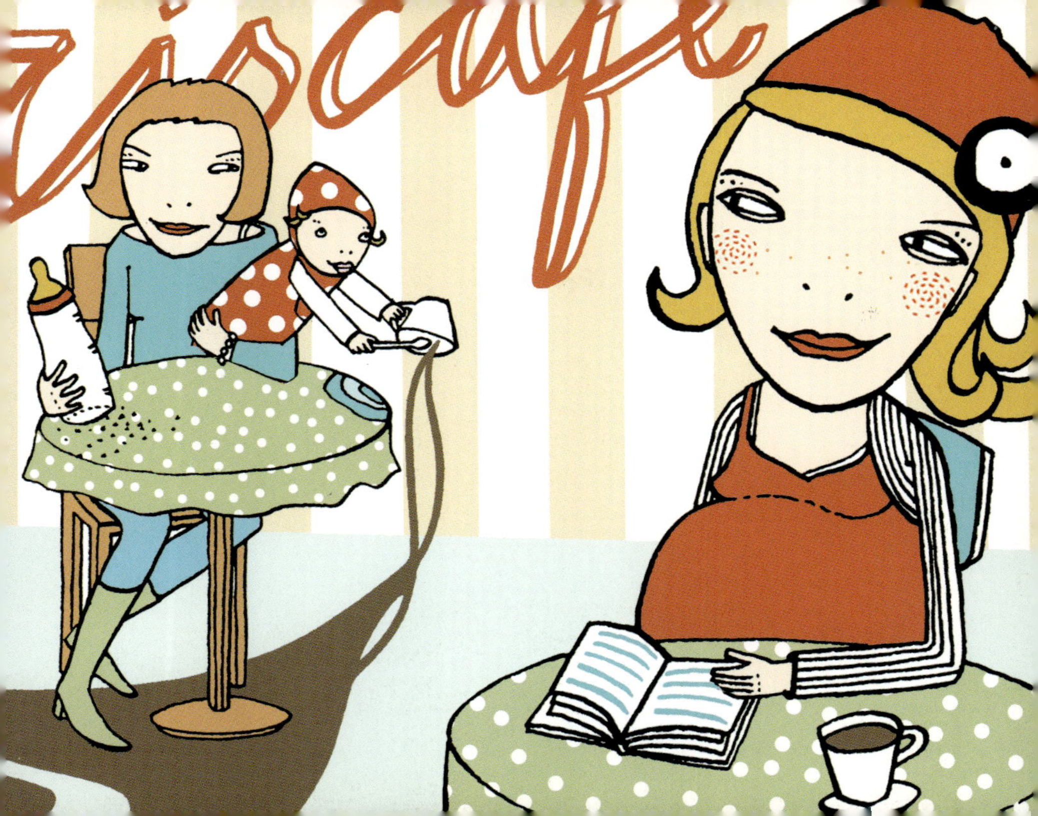
iscafe

Lassen Sie sich bedienen

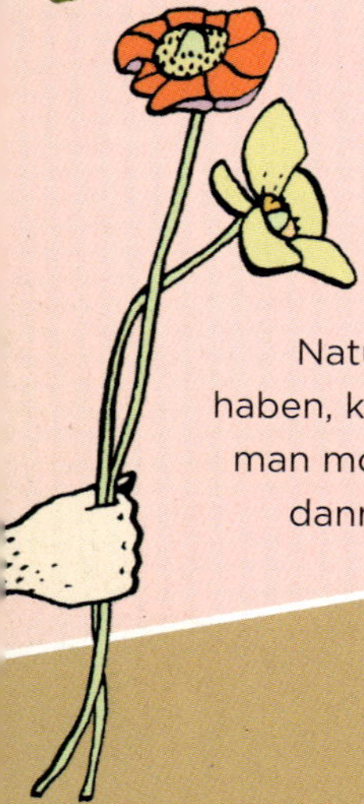

Natürlich, Sie haben Grund dazu. Und, hui, ist die Zeit, in der Sie das haben, kurz: Wenn es (außer dem Baby) eine Belohnung dafür gibt, dass man monatelang als menschlicher Pinguin durch die Gegend watschelt, dann die, dass man bedient wird. Lassen Sie sich Essen herantragen, Schuhbänder binden, Platz anbieten. Wenn Ihnen gesagt wird, Sie sollen bloß nicht aufstehen: folgen!

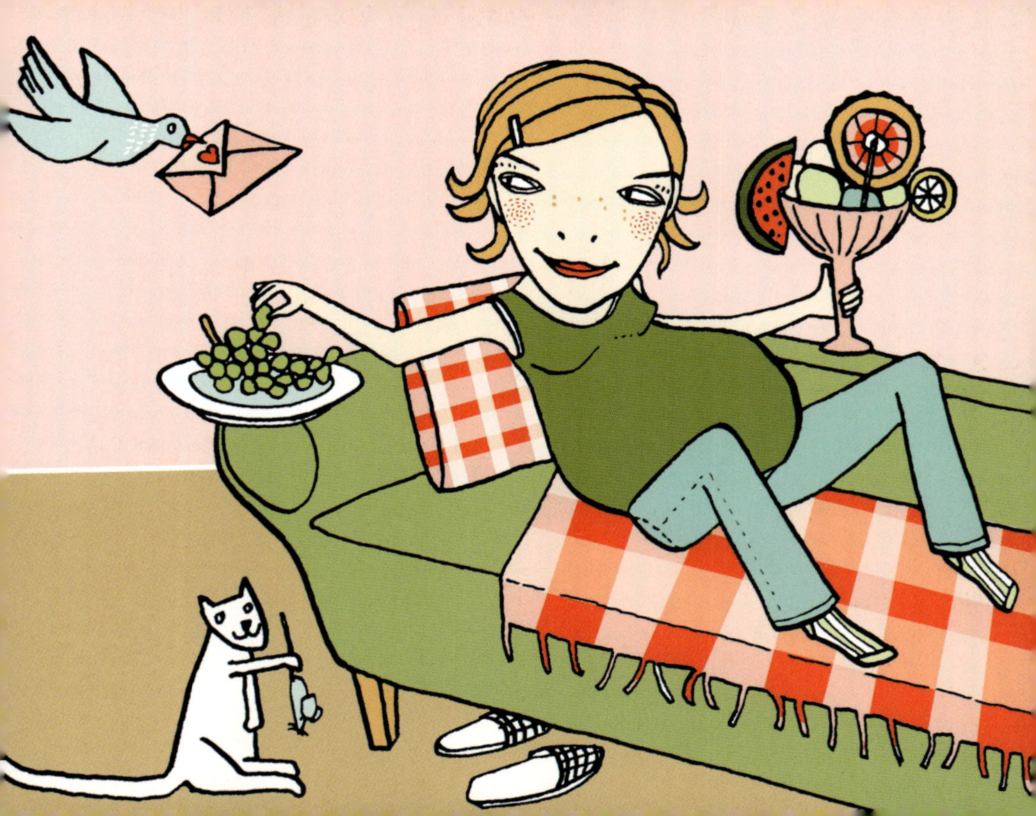

Seien Sie nicht geizig mit Ihrem Glück!

Lassen Sie Kinder und Freundeskinder, Eltern und Großeltern, Freunde, Nachbarn, Kollegen an Ihrer Freude teilhaben – natürlich nur, wenn die das wollen. Denn Ihr Baby wird ja nicht nur eine Tochter oder ein Sohn: es wird vielleicht auch Bruder oder Schwester, es wird Enkel, Nichte oder Neffe, Cousin, Cousine, Patenkind, Nachbarsgör, Kollegenbengel, Freundins Engel. Es ist Ihr Baby, ja: Aber Glück bringt es auch anderen.

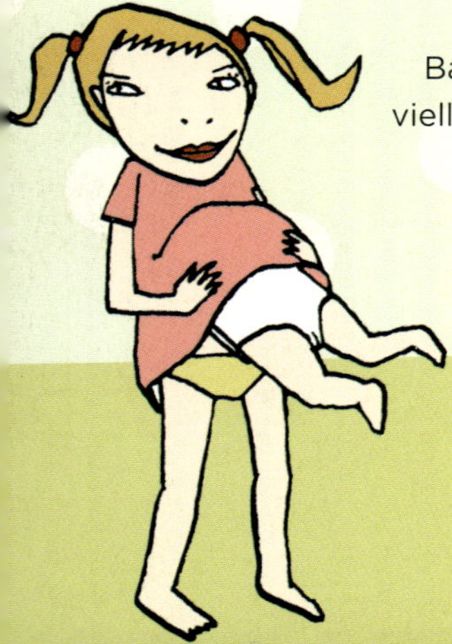

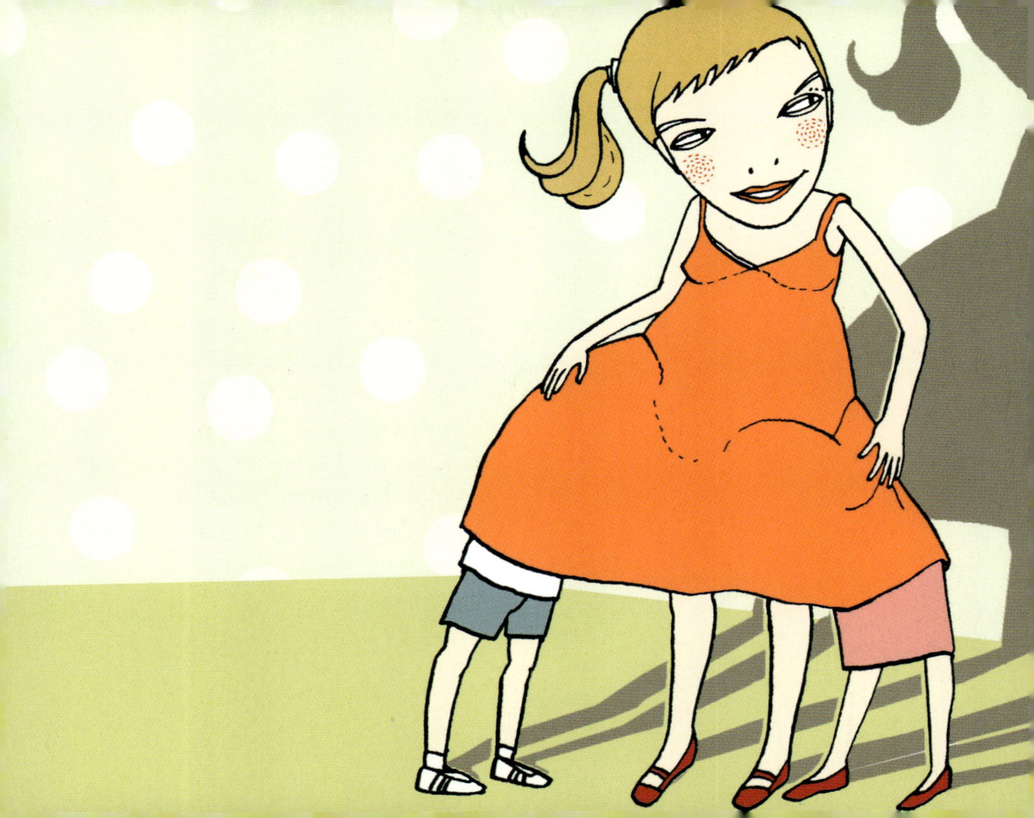

Tun Sie etwas Unvernünftiges!

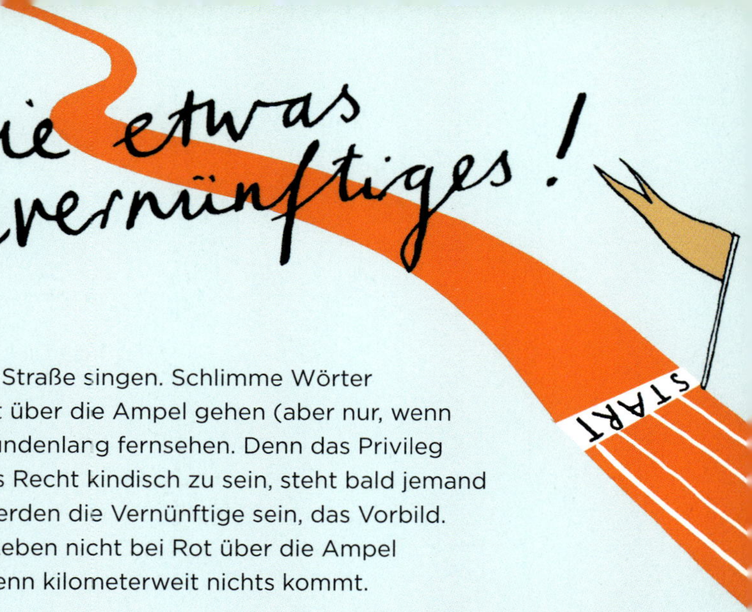

Etwas wie: Auf der Straße singen. Schlimme Wörter verwenden. Bei Rot über die Ampel gehen (aber nur, wenn nichts kommt!). Stundenlang fernsehen. Denn das Privileg der Unvernunft, das Recht kindisch zu sein, steht bald jemand anderem zu: Sie werden die Vernünftige sein, das Vorbild. Die Mutter, die im Leben nicht bei Rot über die Ampel ginge, nicht mal, wenn kilometerweit nichts kommt.

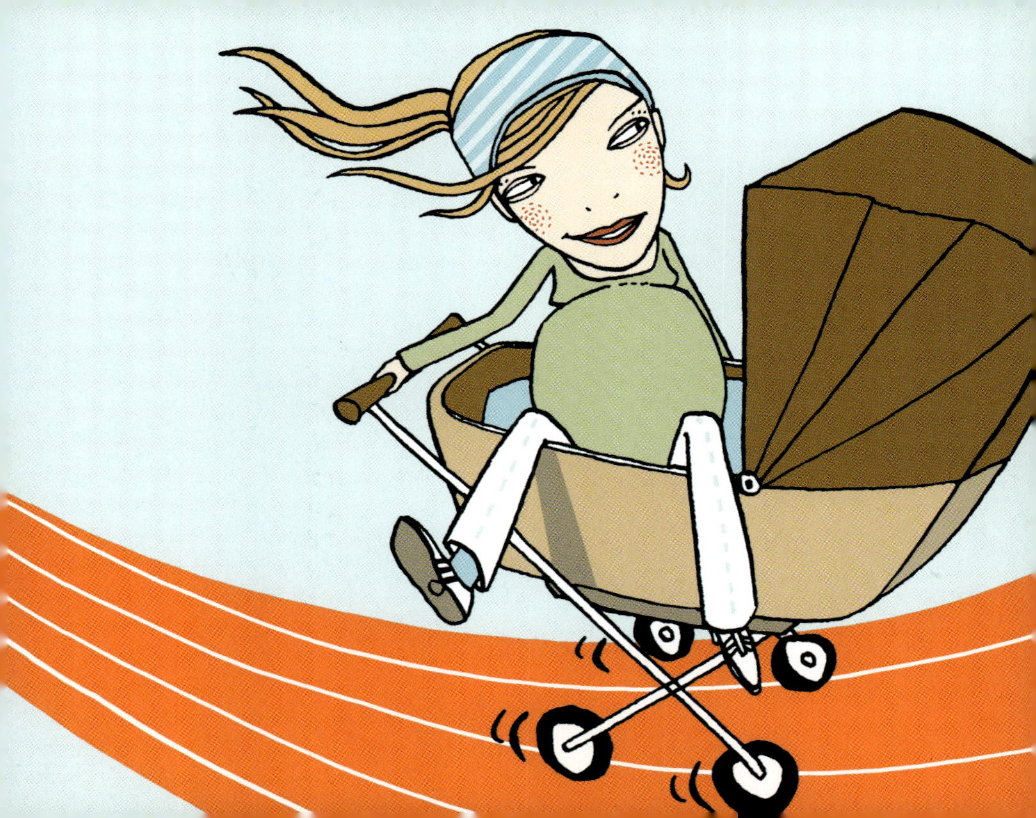

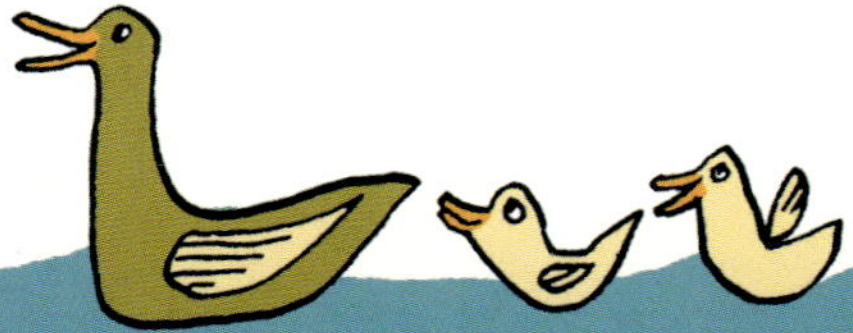

Machen Sie sich leicht

Der Mensch ist als solcher bekanntlich schon entschieden schwerer als Luft. Der sehr schwangere Mensch ist so brutal viel schwerer als Luft, dass er sich hin und wieder erleichtern möchte: Schwebendmachung durch Fluggeräte ist aufwendig, also empfiehlt sich das Aufsuchen von Elementen, die nicht gar so viel leichter sind als der Mensch: Wasser zum Beispiel. Eintauchen, fallen lassen, schweben wie ein Engelchen.

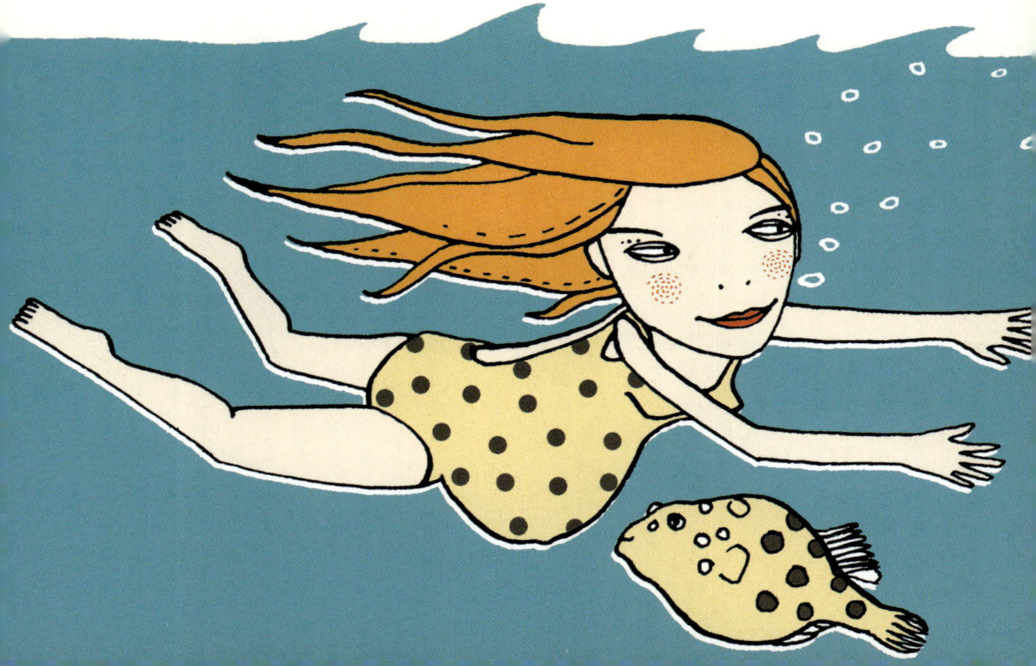

Sehen Sie sich Ihre Wohnung gut an!

Schön ist sie. Perfekt eingerichtet. Harmonisch. Alle Möbel an ihrem optimalen Platz. Schauen Sie genau: so werden Sie Ihre Wohnung nur noch ein Weilchen sehen. Die schönen Möbel werden sichere Plätze bekommen und sichere Kanten und sich denn Raum mit Spielzeug teilen, das Ihren ästhetischen Prinzipien sicher nicht entspricht. Aber: Mittendrin das weltsüßeste Kind; und etwas Dekorativeres gibt es nicht.

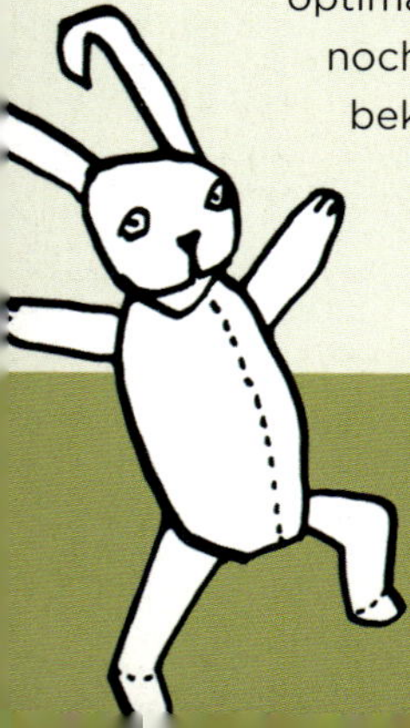

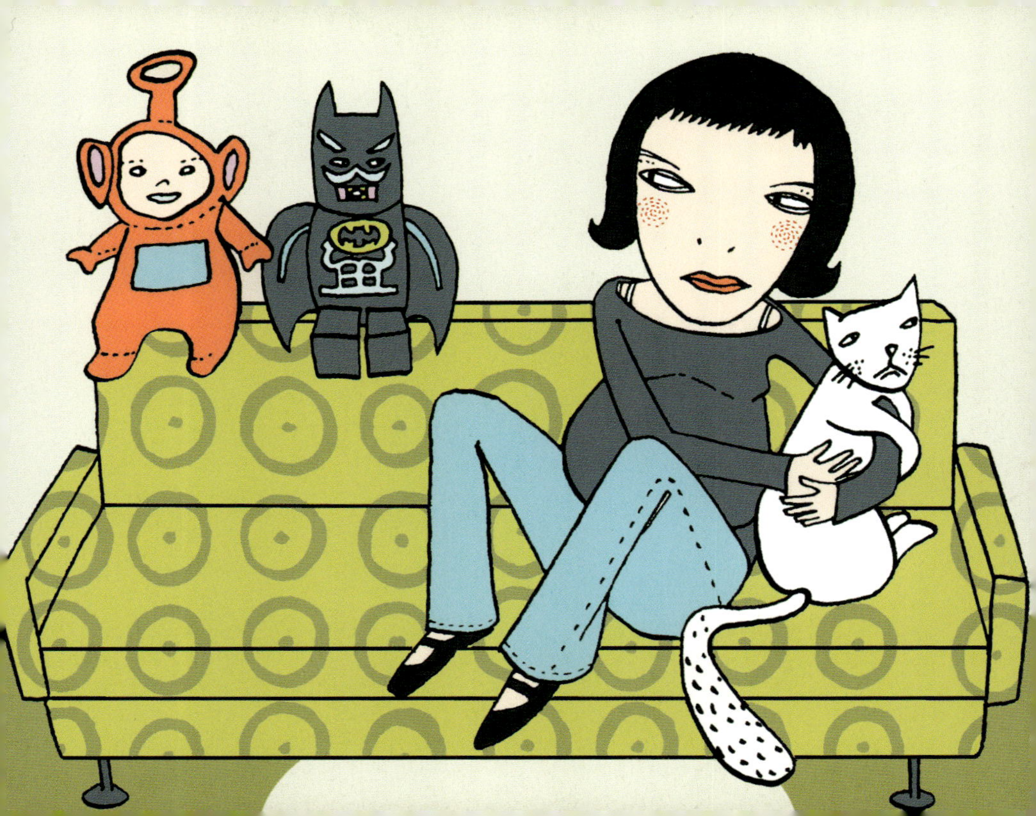

Strecken Sie den Bauch raus!

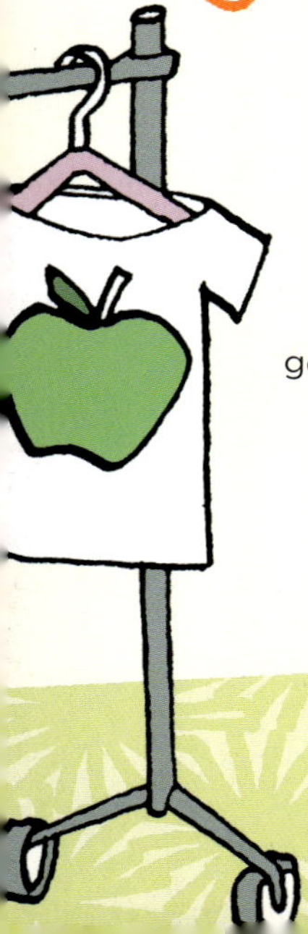

Das ist nur gerecht. 99 Hundertstel unseres Lebens ziehen wir ihn ein, tun alles dafür, dass beim Hinunterschauen die Busen-Zehen-Linie nicht durch eine Ausbuchtung dazwischen gestört werde, aber jetzt: Bauch raus! Nun soll endlich einmal jener Körperteil für den Liebesentzug entschädigt werden, mit dem er sonst verlässlich bestraft wird, je mehr er sich vordrängt. Zeig dich, Bauch! Prächtig bist du.

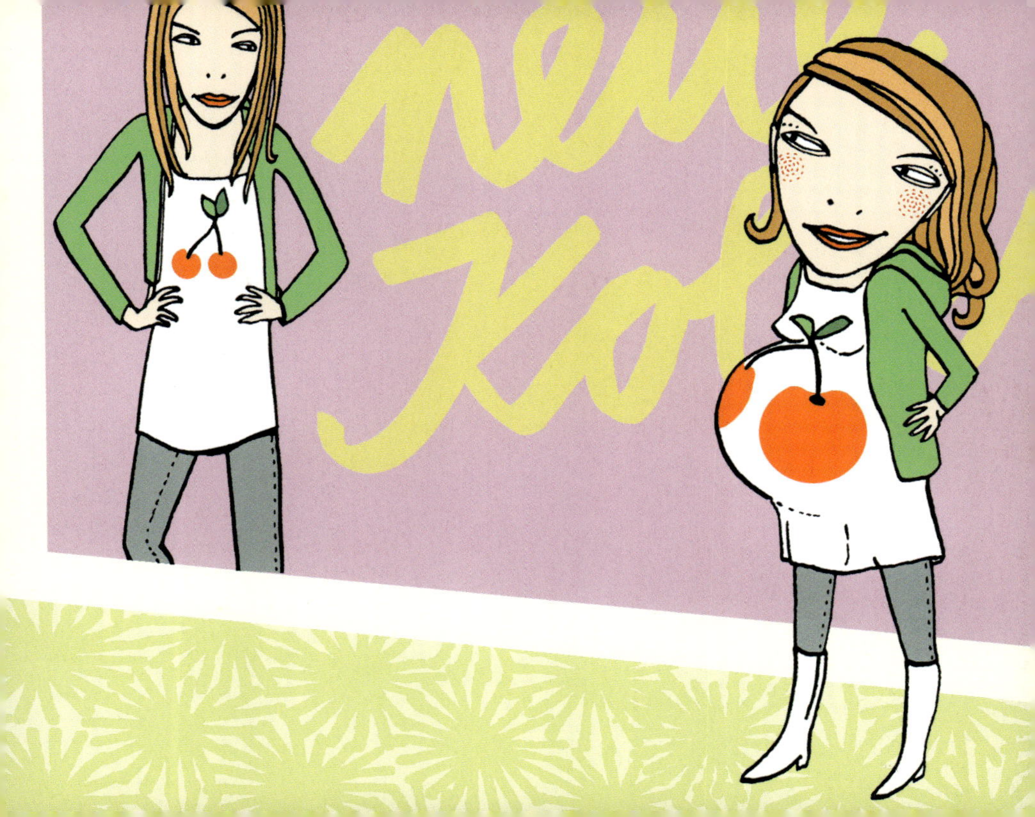

Machen Sie sich schön!

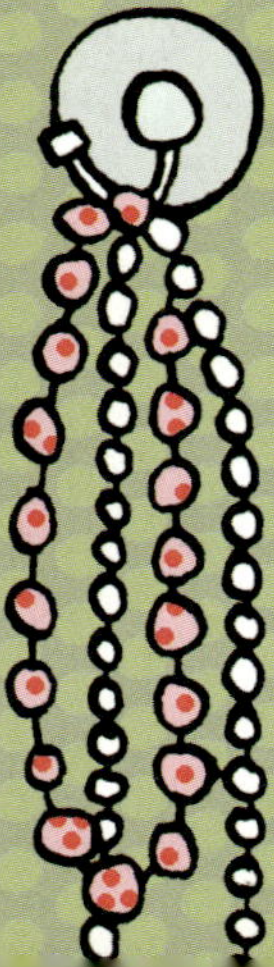

Und tun Sie es, wie es Männer von Frauen erwarten: endlos. Cremen Sie sich mit edlen Salben. Tränken Sie Ihre Haut mit Lotiönchen. Rubbeln, peelen, gelen, ölen, massieren Sie. Zupfen Sie hier, feilen Sie dort, schnippeln Sie da was weg. Concealen, malen, tupfen, pudern, lackieren und tuschen Sie: das ganze Was!-bin!-ich!-schön!!-Programm. Sollte jemand fragen, ob Sie nichts Wichtigeres zu tun haben: Nein. Jetzt nicht.

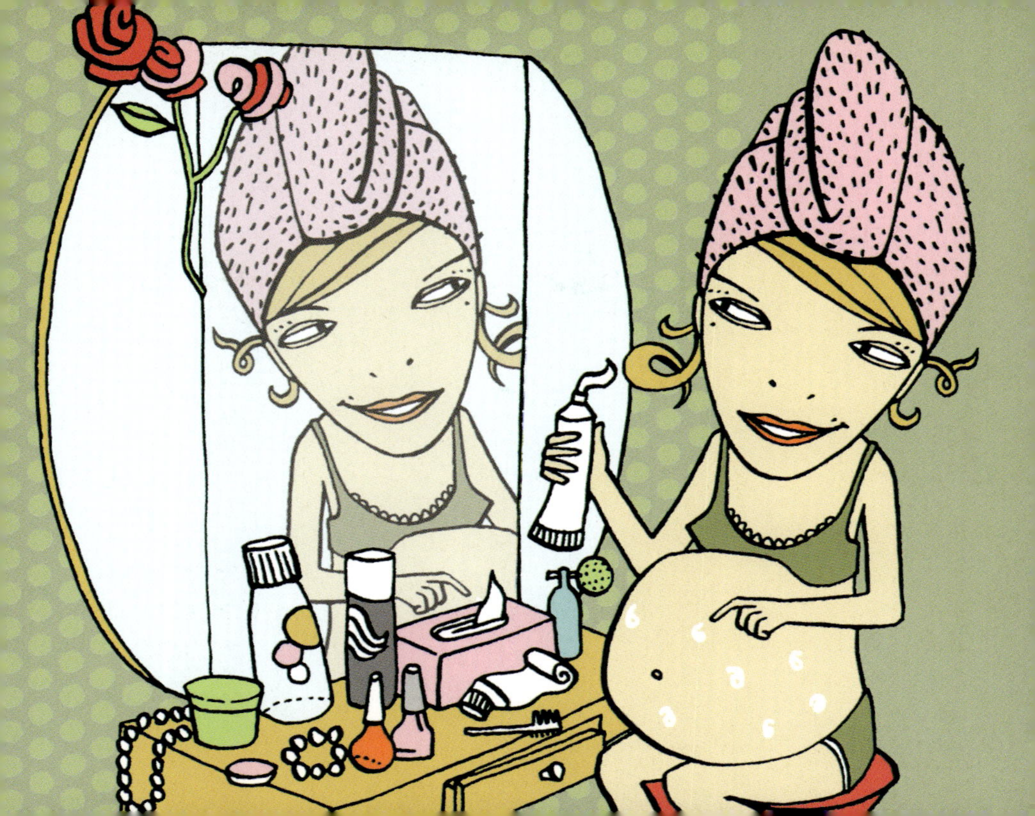

Lesen Sie ungestört!

Falls es Bücher gibt, die Sie unbedingt gelesen haben wollen: Lesen Sie sie jetzt. Stapeln Sie sie auf und lesen Sie eins nach dem anderen, und wenn es geht, noch zwei, drei. Im Gegensatz zu Vor-Schlafen kann man nämlich Vor-Lesen. (Und bald werden Sie vor allem vorlesen. Auch nett, aber selbst das spannendste Bilderbuch lahmt nach der 90. Wiederholung). Fertig? Das nächste bitte.

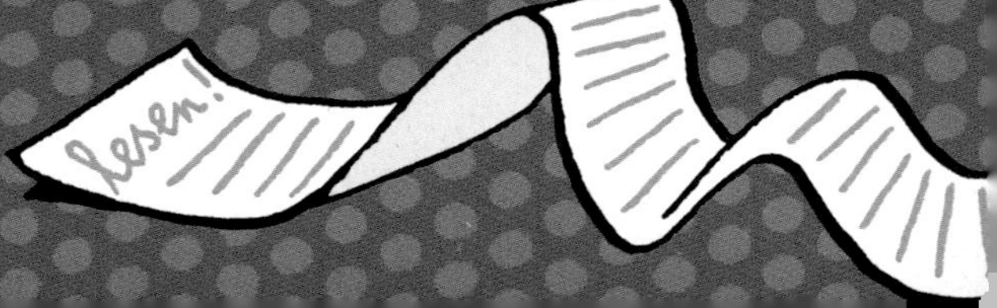

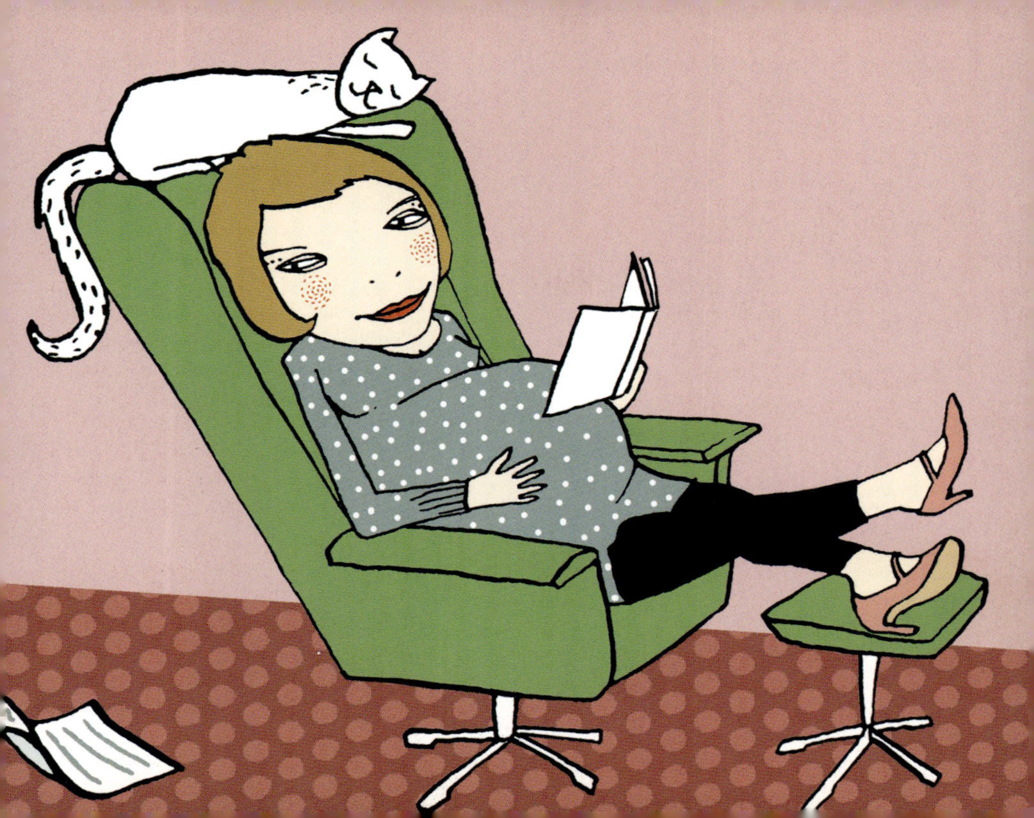

Kümmern Sie sich um Ihre Zimmerpflanzen!

Das war Ihre erste Pflanze … X-mal ist sie mit Ihnen umgezogen, Sie haben sie gegossen, gedüngt, heimlich mit ihr gesprochen. Jetzt wäre der Moment, ihr einen neuen Topf und frische Erde zu geben; den Staub herunter zu blasen, ihr einmal noch zu sagen, wie hübsch sie ist. Möglich wäre, dass Sie das vorübergehend vergessen: Und dass sie's nicht mehr ist, wenn der Grund dafür sie in die Finger kriegt.

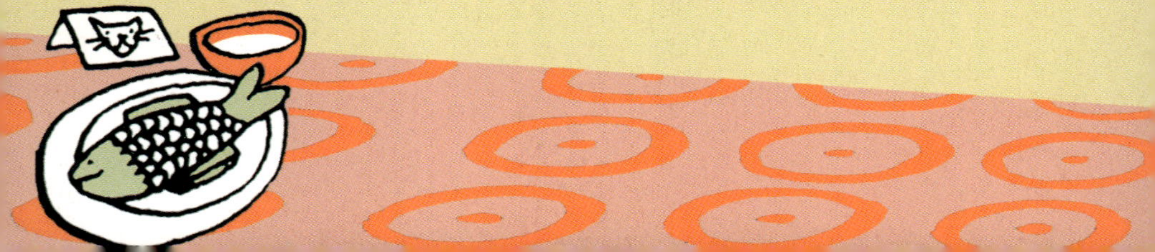

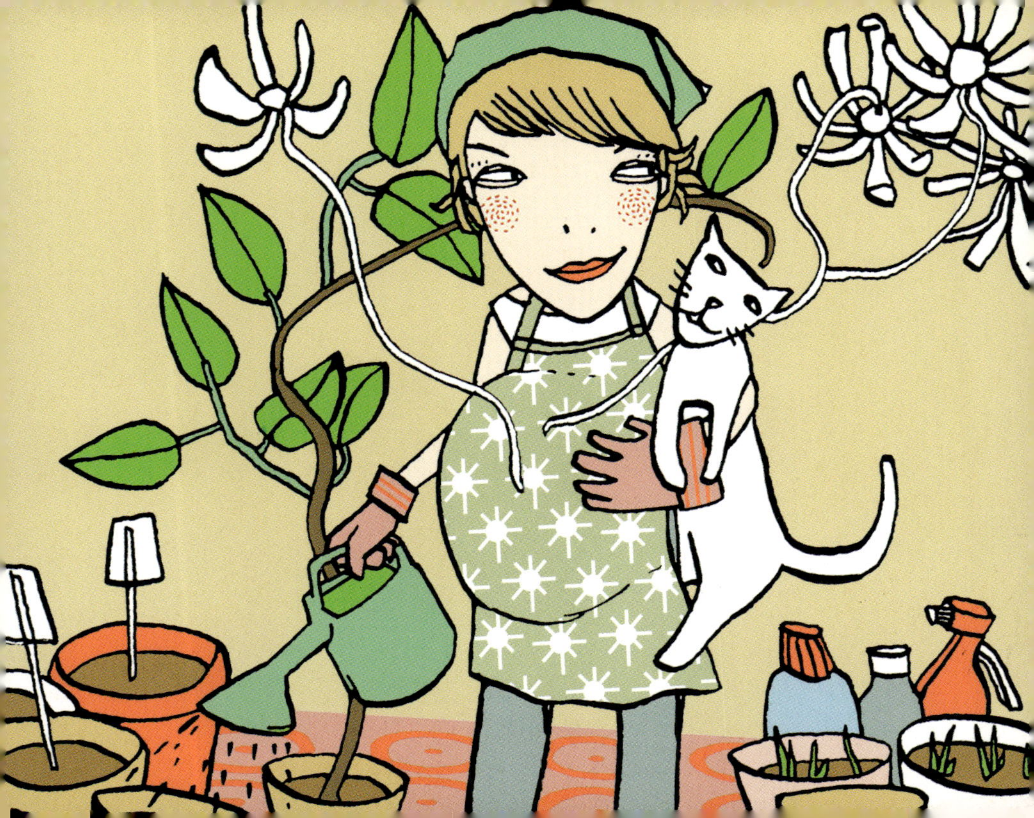

Gehen Sie bummeln!

Sie haben Zeit, Sie haben zwei Hände frei: Nützen Sie sie, um einen Einkaufswagen zu schieben und unangequengelt aus freiem Willen Kaufentscheidungen zu treffen. Nützen Sie sie, um sich schon einmal ein paar lässige Fetzchen vor den Bauch zu halten, in die sie ganz bestimmt demnächst wieder passen werden. Und nützen Sie sie, um zu dieser Schachtel Pralinen da zu greifen: Haben Sie sich verdient, ja.

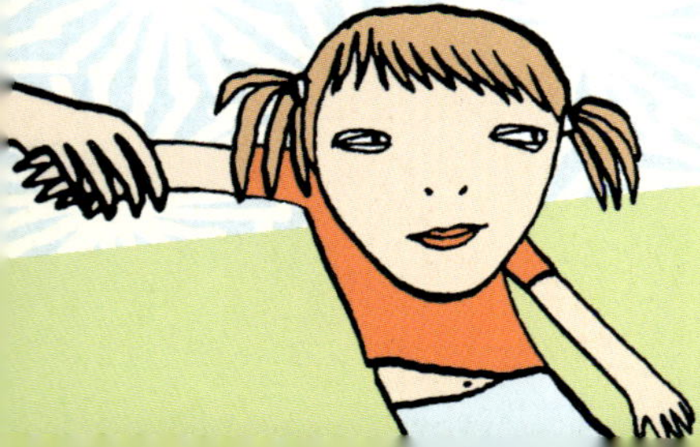

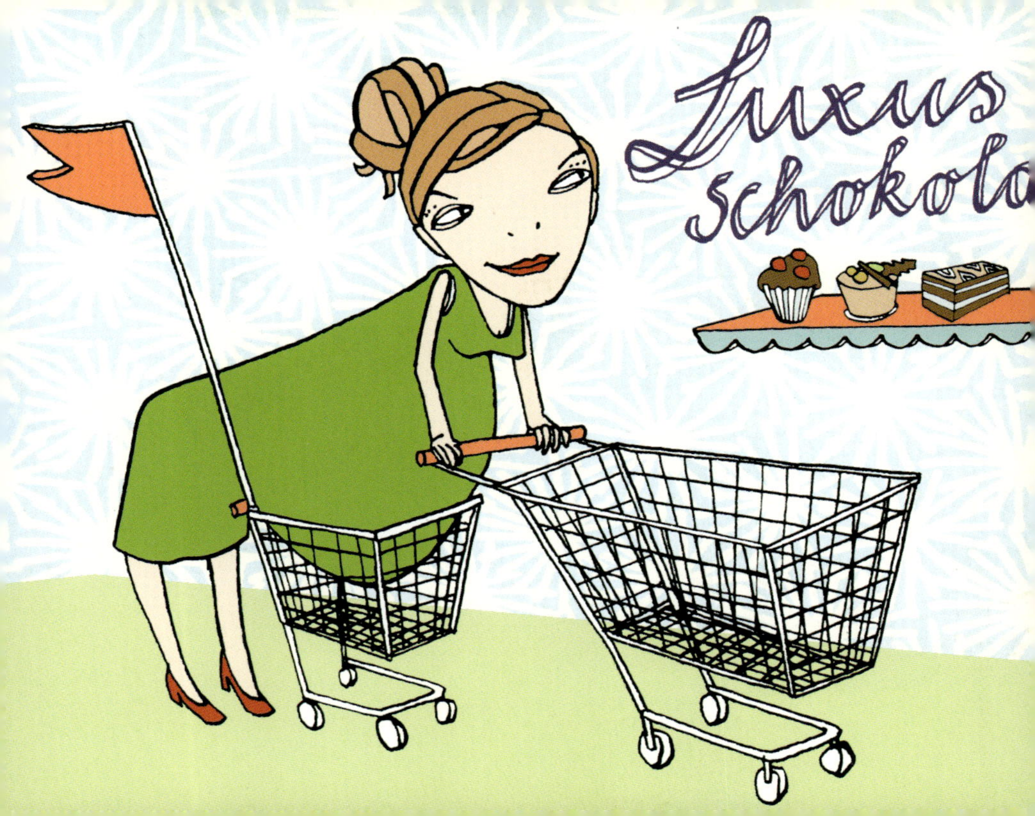
Luxus
schokola

Schieben Sie es auf die Hormone!

Nein, Sie können nichts dafür, dass Sie jetzt auch bei der TV-Werbung weinen: sind die Hormone. Und Sie können nichts für Ihr derzeitiges rosa Lieblingskleid: die Hormone! Die Stimmungsschwankungen, der Heißhunger auf belgische Luxusschokolade, das Bedürfnis, täglich drei Stunden in der Badewanne zu liegen: alles die Hormone. Und falls Abwaschen, Kochen, Saubermachen gerade grad nicht geht – nutzen Sie's aus: die Hormoooone! Sie können nichts dafür.

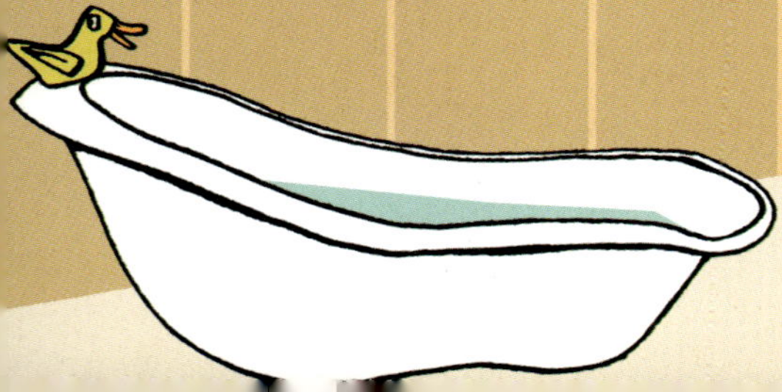

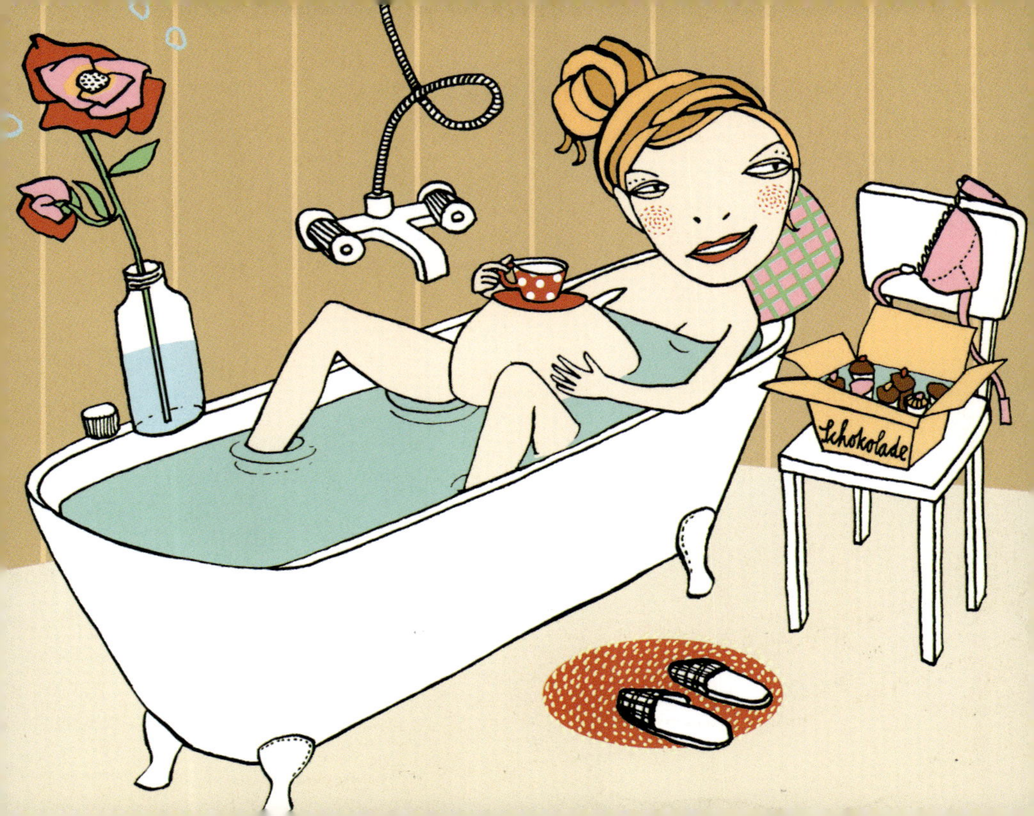
Schokolade

Lauschen Sie dem Meeresrauschen!

Oder Al Green. Oder den Rolling Stones. Oder Schubert. Oder Ihren Lieblingsballaden von Marilyn Manson. Lauschen Sie, was Ihnen gut tut, denn genau das wird, hier verlassen wir uns auf die Pränatal-Experten, auch Ihrem Baby gut tun. Plus, es kann noch nicht protestieren. Es strampelt? Fassen Sie es als Zustimmung auf: Lauschen Sie nur.

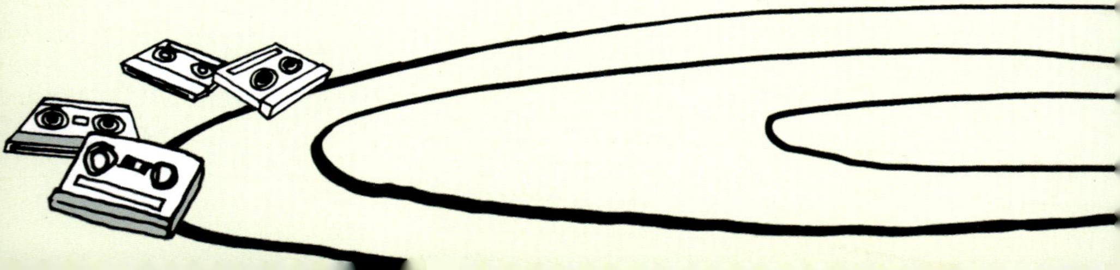

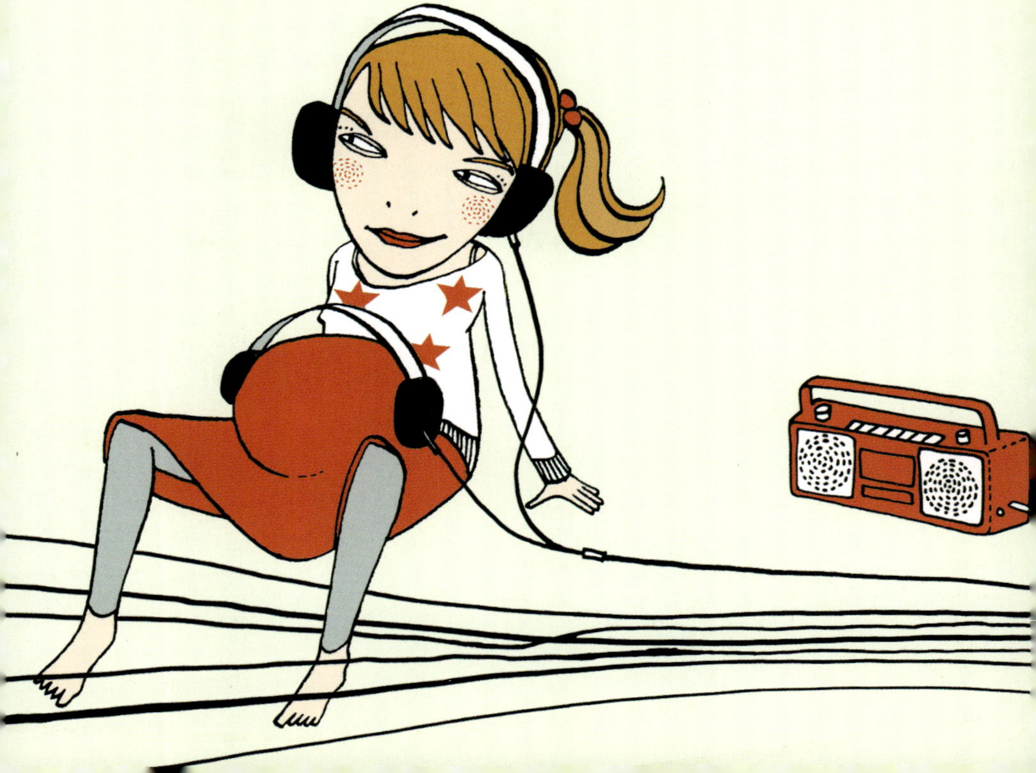

Lesen Sie nicht zu viele Ratgeber!

Am besten nur einen, ruhig so einen billigen Bestseller. Da steht für gewöhnlich alles drin, was man unbedingt wissen muss. Gehen Sie auf gar keinen Fall in eines dieser Internetforen, weil das in Ihnen den Eindruck erwecken wird, es käme selten ein Kind gesund auf die Welt: Stimmt nicht. Sie brauchen kein Mutter-Studium: Gesunder Menschenverstand reicht. Den Rest bringt Ihnen das Kind bei.

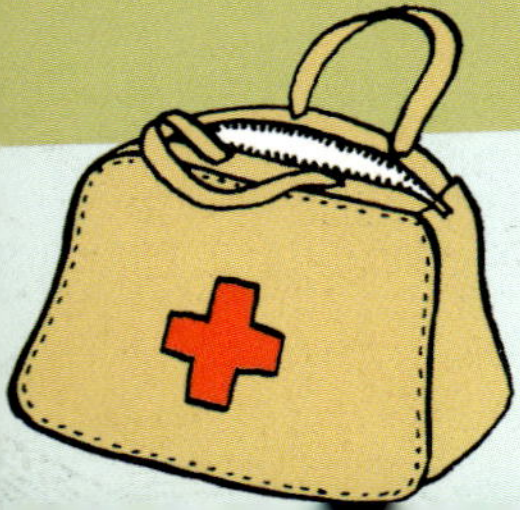

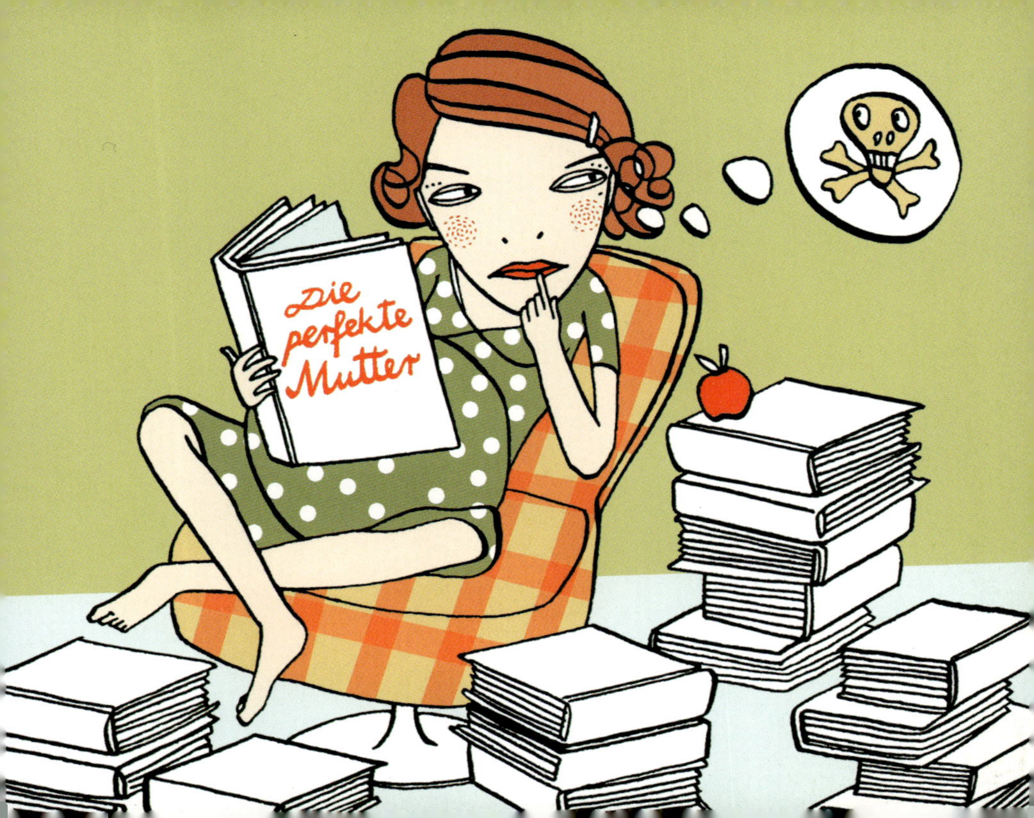
Die perfekte Mutter

Hauen Sie ab!

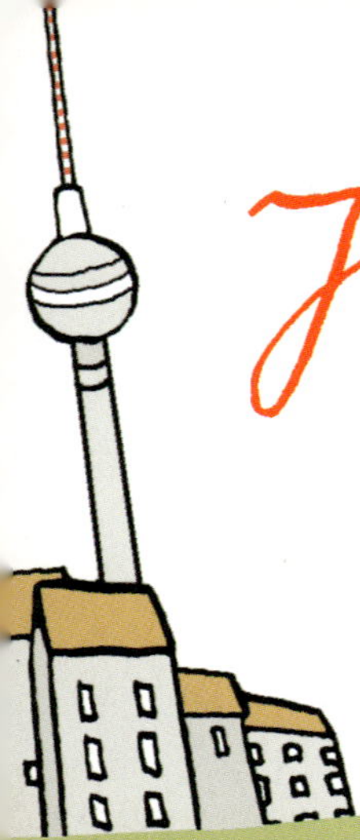

Sie denken plötzlich sehnsuchtsvoll an Paris? (Oder an Barbados oder an Wanne-Eickel?) Nichts wie hin. Buchen Sie, packen Sie ein wenig dies und ein wenig das in Ihr Köfferchen und reisen Sie los. Und genießen Sie das Fehlen all dessen, was Sie noch nicht mitnehmen müssen. Ja, doch, das ist ein bisschen was, und genau das braucht Sie jetzt nicht zu interessieren: Na los, hauen Sie schon ab!

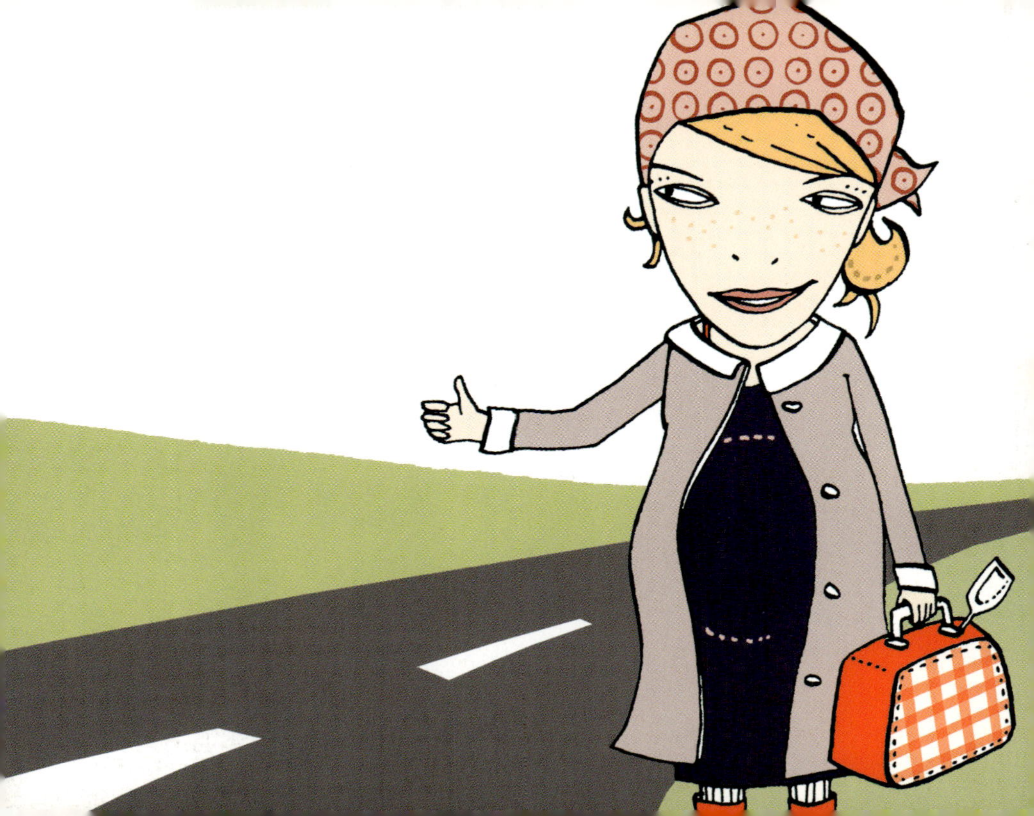

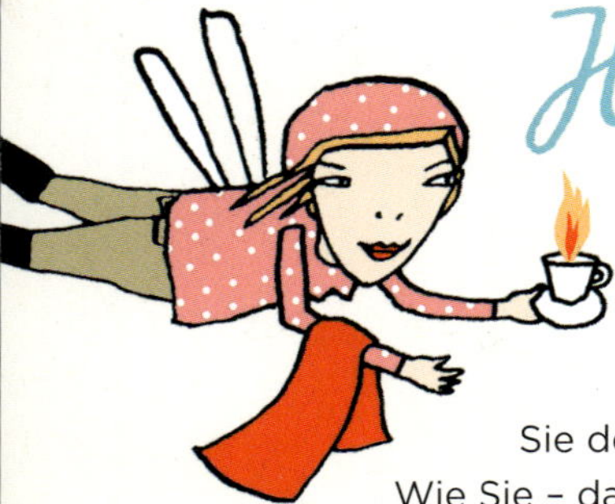

Haben Sie keine Angst!

Es wird nämlich alles gut. Es wird viel besser, als Sie denken. Es wird auch härter, aber Sie kriegen das hin. Wie Sie – das hat sich die Natur so ausgedacht – überhaupt viel mehr hinkriegen werden, als Sie jetzt für möglich halten. Glauben Sie an sich selbst: an die, zu der Ihr Kind Sie machen wird. Sie werden Kraft haben, unerschrocken sein, mit den Herausforderungen jonglieren. Sie werden sehen: Alles wird gut.

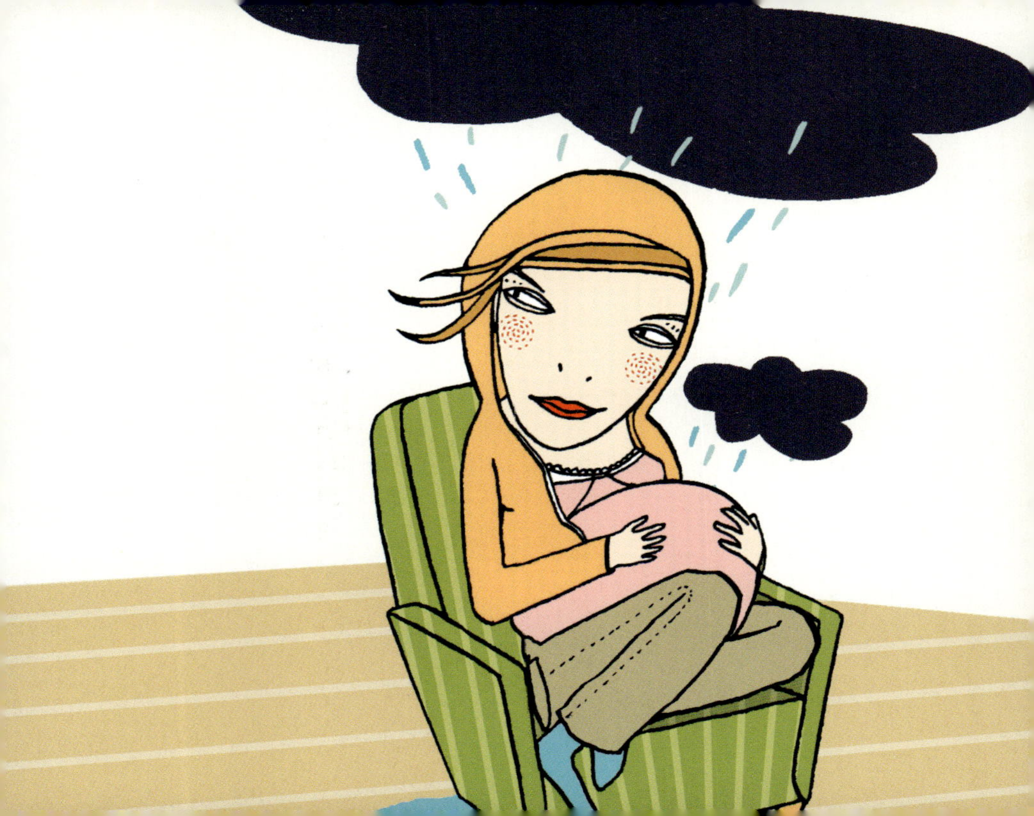

Reden Sie über Ihr Baby so viel Sie können!

Denn es ist das Wichtigste. Falls Sie jedoch ein Zurückweichen Ihrer Umgebung bemerken, ein seltsames pränatales Desinteresse ihres Getränkelieferanten, Fluchtversuche ihrer Fußpflegerin: Erwägen Sie die Gründung eines privaten Schwangerenclubs, wo man ausschließlich über Babys und deren Geburt spricht. Denn merkwürdigerweise sind Schwangere die einzigen Menschen auf der Welt, die Schwangere wirklich verstehen: ein Glück, dass es immer genug davon gibt.

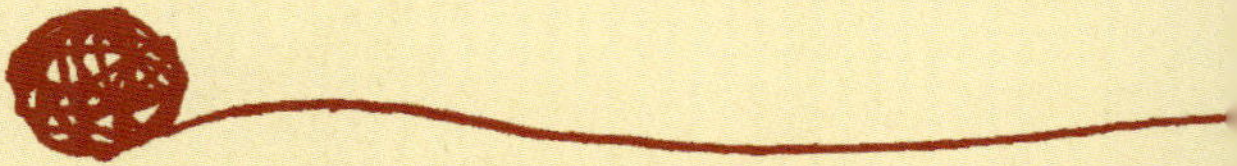

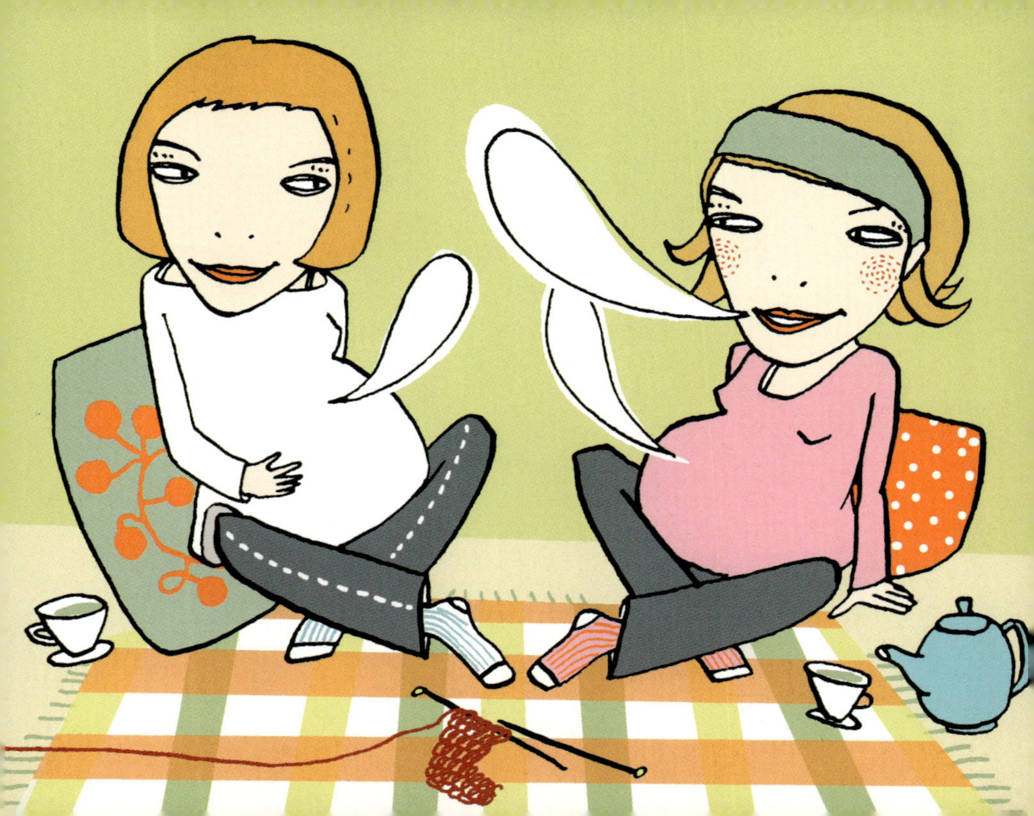

Drücken Sie Ihren Liebsten!

Sie haben ja gerade beide Arme frei, links einen, rechts einen, dazwischen passt jetzt prima jemand rein, der ein Baby um zehn Köpfe überragt. Plus: der nicht schreit, nicht quengelt, nicht sabbert, nicht (nur) an Ihren Brüsten interessiert ist, nicht herumgetragen und nicht in den Schlaf gesungen werden will. Nur drücken und lieb haben. Mmmmm, ja.

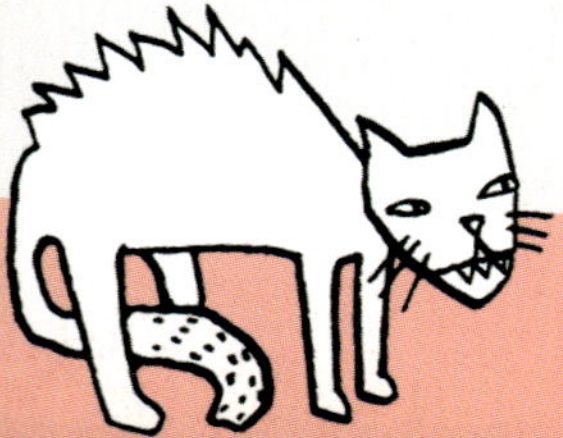

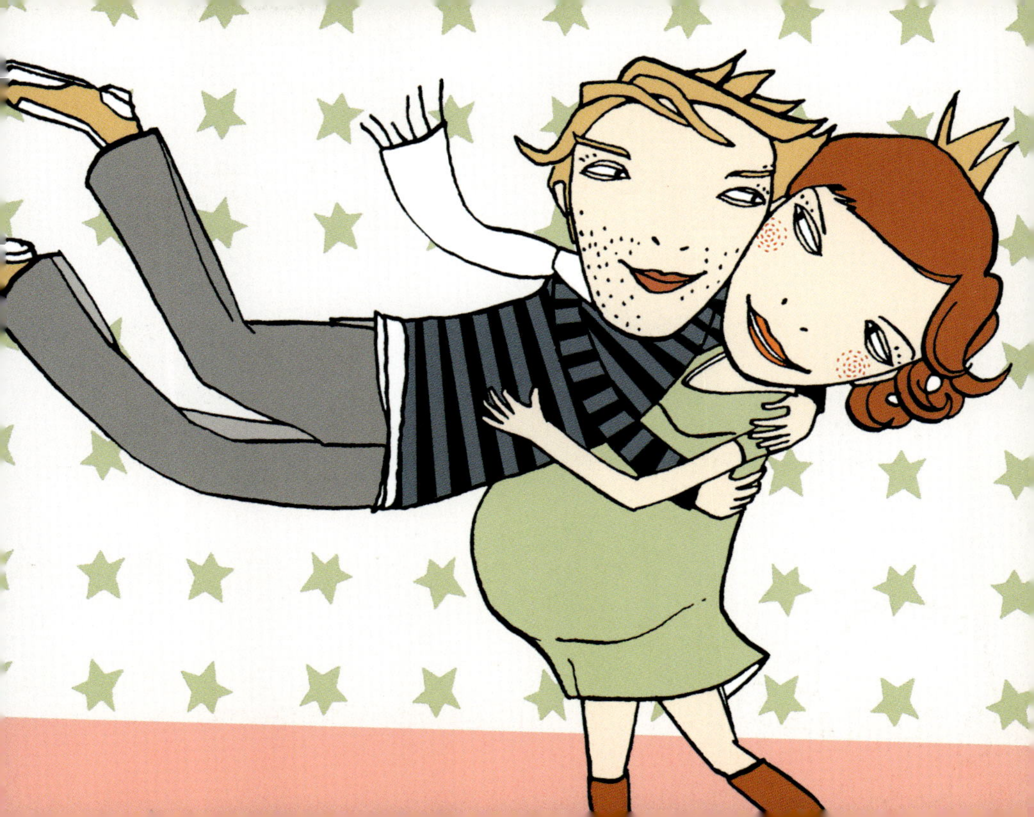

Stellen Sie sich vor!

Natürlich haben Ihnen alle längst gesagt, dass Sie nicht die geringste Vorstellung davon haben, was auf Sie zukommt. Also los, stellen Sie sich vor, was Sie wollen: Dass Sie, ja Sie!, fünf Tage nach der Geburt Ihr altes Leben munter weiterhüpfen werden, alles wie früher, nur mit einem süßen, schlafsüchtigen Baby im Arm. Stellen Sie sich vor: Es wird gaaanz einfach.

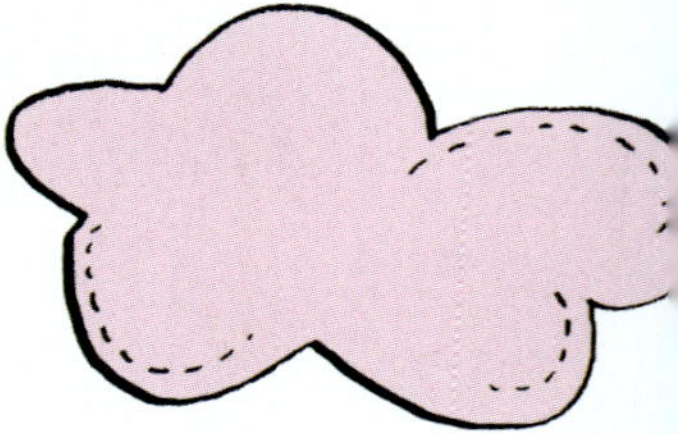

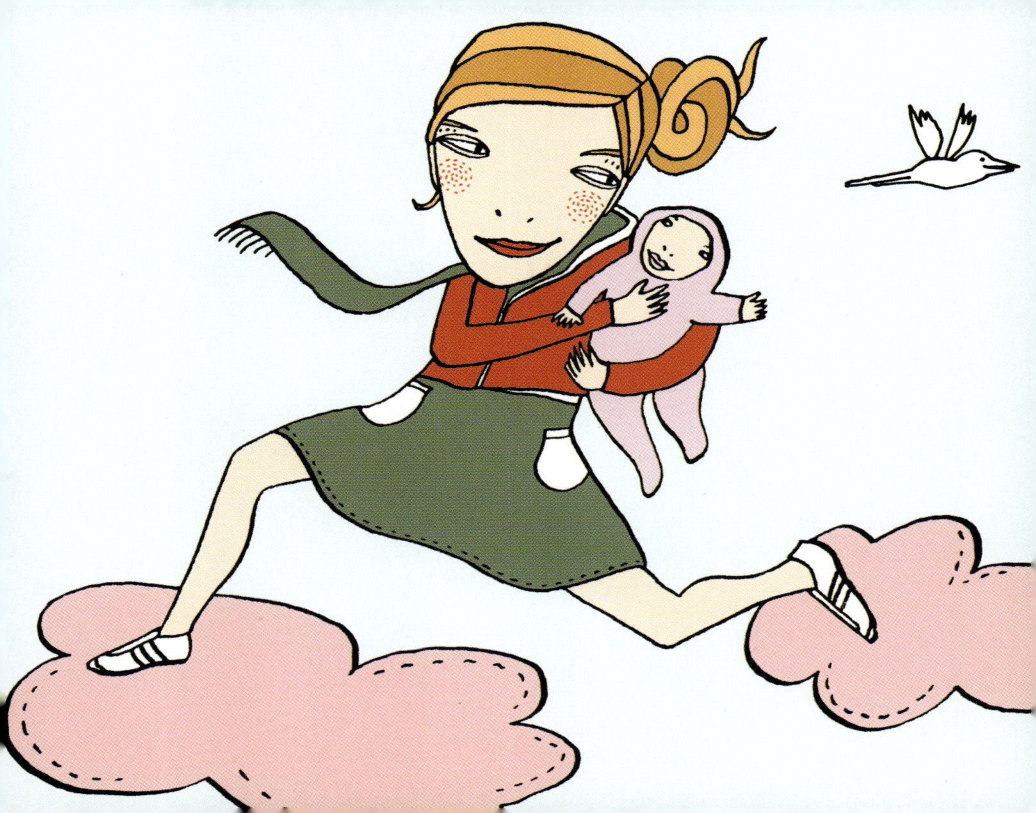

Feiern Sie sich!

Sie sind jetzt nämlich etwas Besonderes. Fast so ähnlich wie ein zweiköpfiges Kalb, mit dem Unterschied, dass Sie den zweiten Kopf im Bauch verstecken. Ja! Ihnen wächst ein Kopf im Bauch! Und ein zweites Herz! Und kleine Hände und Füße! Und ein Schluckauf! Entschuldigung – wenn das nicht Grund genug ist für eine spontane, kleine Party hier und jetzt, was dann?

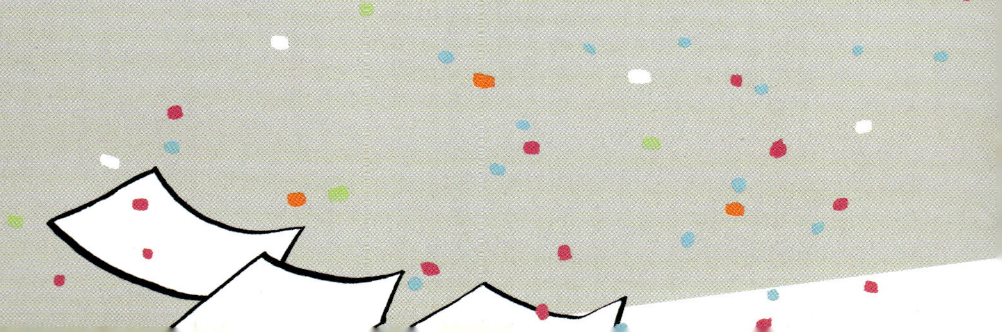

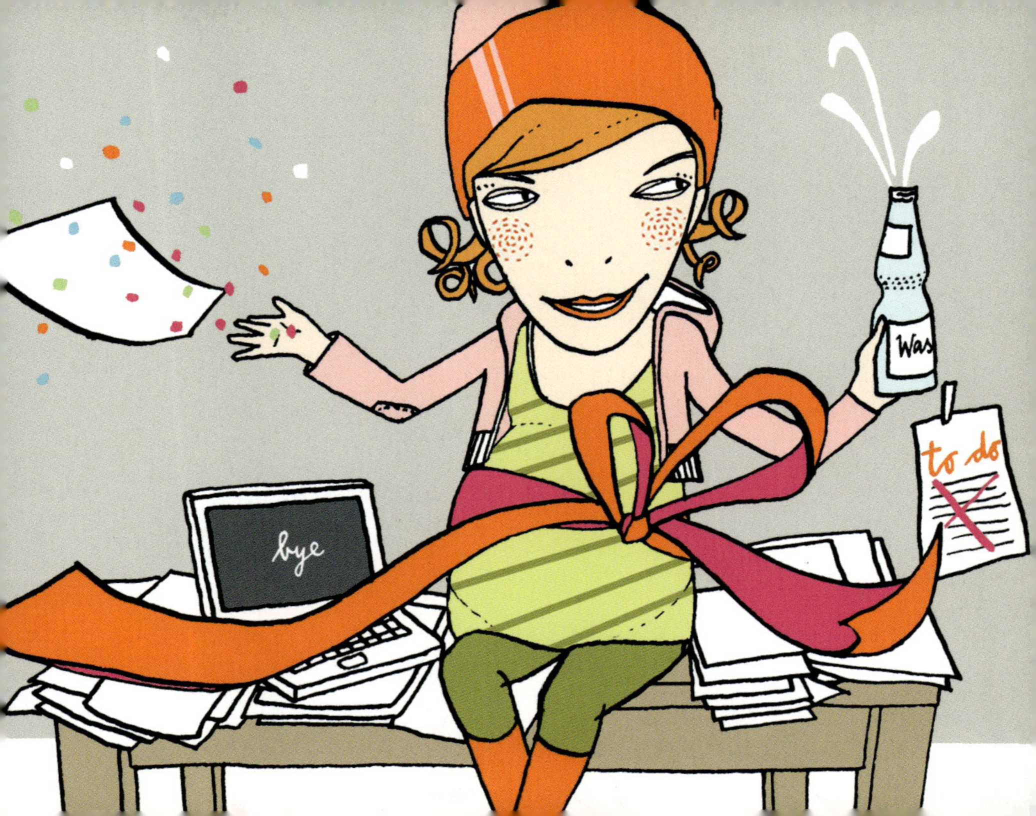
bye
Was
to do

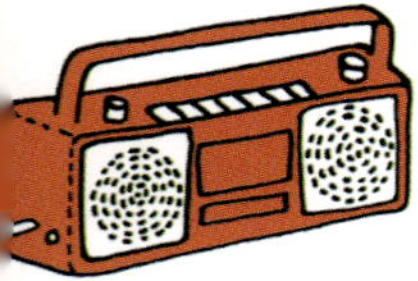

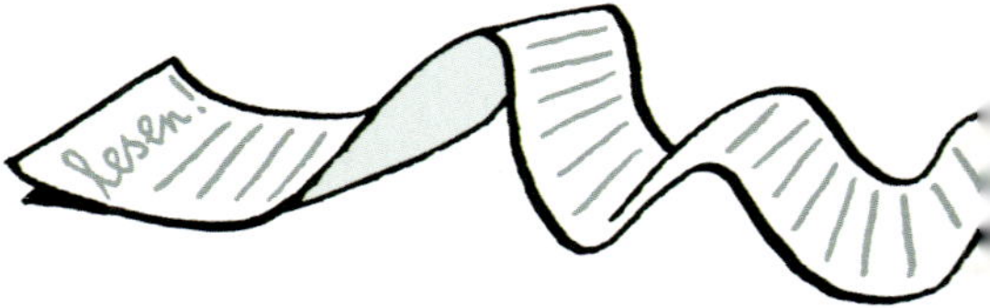

Die Autorin

Doris Knecht wurde 1966 in Vorarlberg geboren. Sie schrieb und schreibt als Journalistin, Kommentatorin und Kolumnistin für diverse österreichische und Schweizer Zeitungen, u.a. den Kurier, den Falter, das Profil und den Tages-Anzeiger. Doris Knecht lebt in Wien und ist Mutter von Zwillingstöchtern. Mehr auf www.dorisknecht.com

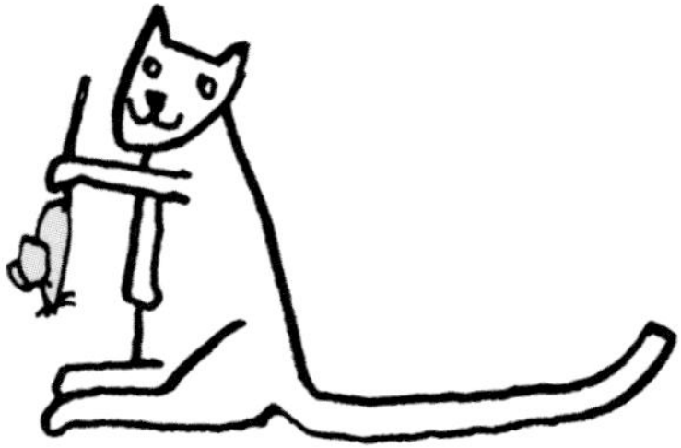

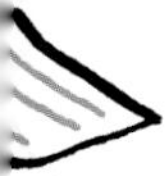

Die Illustratorin

Silke Schmidt wurde 1973 im Westerwald geboren. Sie studierte Literatur in Mainz und Edinburgh, anschließend Englisch und Bildende Kunst an der Humboldt-Universität und der Universität der Künste in Berlin, wo sie 2005 zur Meisterschülerin ernannt wurde. Silke Schmidt lebt als Künstlerin und freie Illustratorin in Berlin. Und nicht zuletzt ist sie Mutter von zwei Töchtern. Mehr auf www.silkeundich.de

KUNSTMANN

Layout & Satz: buero8, Wien
Druck & Bindung: L.E.G.O., Vicenza
ISBN 978-3-88897-534-9